MÉMOIRE

SUR

L'ÉPIDÉMIE DU CHOLÉRA-MORBUS ASIATIQUE

QUI A RÉGNÉ EN 1854

DANS LE CANTON ET LA VILLE DE RIVE-DE-GIER,

PAR

Le Docteur KOŚCIAKIEWICZ,

MEMBRE HONORAIRE DE L'ACADÉMIE CHIRURGICALE DE MADRID ; DE L'INSTITUT MÉDICAL DE VALENCE ;
DE LA SOCIÉTÉ DE MÉDECINE DU CANTON DE ZURICH ; DE LA SOCIÉTÉ CHIRURGICALE D'ÉMULATION
ET DE LA MÉDICO-CHIRURGICALE DE MONTPELLIER ; MEMBRE CORRESPONDANT DE L'ACADÉMIE
ROYALE DES SCIENCES NATURELLES DE MADRID ; DE L'ACADÉMIE ROYALE DE MÉDECINE ET
CHIRURGIE DE LA MÊME VILLE ; DES ACADÉMIES DE MÉDECINE ET CHIRURGIE DE
SARRAGOSSE ET DE VALENCE ; DES SOCIÉTÉS DE MÉDECINE, CHIRURGIE,
PHARMACIE, DES SCIENCES NATURELLES, PHYSIQUES ET HISTORIQUES :
D'ANGERS ; DE BORDEAUX ; DE BRUXELLES ; DE BRUGES; DE CHAMBÉRY;
DE CRACOVIE ; D'ERLANGEN ; DE GAND ; DE LISBONNE ; DE
LONDRES ; DE LYON ; DE MALINES ; DE MARSEILLE ; DE
MUNICH ; DE NANCY ; DE TOULOUSE ; DE TOURS ; DE
XERÈS DE LA FRONTERA , ETC. DÉGORÉ DE
LA CROIX D'OR VIRTUTI MILITARI
DE POLOGNE , ET HONORÉ D'UNE
MÉDAILLE POUR L'ÉPIDÉMIE DU
CHOLÉRA-MORBUS ASIATIQUE
DE 1835.

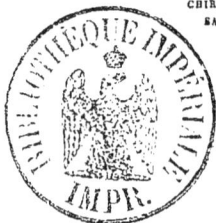

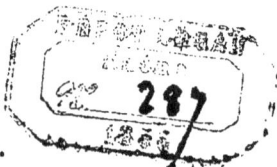

PARIS.

JEAN-BAPTISTE BAILLIÈRE, LIBRAIRE,

Rue de l'École de Médecine, 17.

MONTPELLIER.

LOUIS-CASTEL, GRAND'RUE, 32.

1855.

Lyon. — Imp. de F. Dumoulin, rue Centrale, 20.

MÉMOIRE

L'ÉPIDÉMIE DU CHOLÉRA-MORBUS ASIATIQUE

QUI A RÉGNÉ EN 1854

DANS LE CANTON ET LA VILLE DE RIVE-DE-GIER.

Les irruptions du mal indien assez fréquentes depuis 1831, non-seulement dans les divers pays de l'Europe, mais encore de l'Afrique, des Amériques et dans les îles Océaniques, l'ont assez fait connaître à toutes les populations, victimes de ce fléau, pour que j'aie besoin de chercher à le définir ici.

Depuis plus de quinze ans que j'habite Rive-de-Gier, j'ai observé presque tous les étés quelques cas plus ou moins graves du Choléra-morbus sporadique ; depuis deux ans néanmoins, ces cas isolés se sont multipliés dans ma pratique et sont devenus plus sérieux. Depuis deux ans aussi nous avons été dans ce pays sous l'influence d'une constitution médicale insolite et très-mauvaise.

Les couches des femmes se compliquaient souvent de métro-péritonites à la suite desquelles elles succombaient promptement. Les fièvres typhoïdes sévissaient avec intensité et nous enlevaient un bon nombre de malades à la vigueur de l'âge ; les plaies les plus ordinaires, de simples piqûres même, se compliquaient fréquemment de gangrène, comme je le démontrerai par les observations nombreuses recueillies tant dans mon service à l'hôpital de Rive-de-Gier, que dans ma pratique privée que je dois publier bientôt.

Durant l'hiver de 1853 à 1854, la petite-vérole faisait bien des ravages dans les communes circonvoisines, principalement à Pavaizin, Ste-Croix, Farnay, Lorette, St-Romain, St-Genis, St-Martin et à Rive-de-Gier même ; les fièvres intermittentes qui règnent endémiquement tous les étés et automnes, surtout à la Grand'Croix,

Assailly, Lorette et en ville l'année 1853, ne furent qu'un avant-coureur de l'épidémie cholérique de 1854.

L'invasion de cette dernière fut précédée d'un phénomène tout particulier remarqué par tout le monde non-seulement ici, mais dans plusieurs autres localités : c'est l'émigration ou plutôt la fuite subite de tous les oiseaux, tels que le moineau, que l'on doit regarder comme oiseau domestique, car il ne quitte jamais les habitations, principalement les granges et les écuries ; les hirondelles, qui ne vivent qu'autour de nos maisons ; les pinçons et les fauvettes, qui peuplent les arbres de nos jardins ; malgré les sentiments qu'ils éprouvent pour leur progéniture, ils abandonnaient leurs nids, leurs œufs et même leurs petits, et se sauvaient dans les endroits montagneux les plus élevés, à une ou deux heures de distance des localités où le Choléra devait se déclarer, bien avant son apparition.

Le Choléra-morbus, né sur les bords du Gange, fleuve qui arrose les magnifiques pays des Indes, doit son origine, d'après les uns, à un miasme particulier provenant sans doute des émanations putrides des matières végéto-animales dont la décomposition est activée par les chaleurs tropicales de ces pays ; les autres, par exemple Pruner-Bey, l'attribuent à un certain état électrique de l'atmosphère. Ce qui viendrait à l'appui de cette dernière opinion, c'est que nous-mêmes, avant l'invasion de l'épidémie, nous étions sous l'influence d'une température excessivement élevée ; nous éprouvions des sensations toutes particulières d'inervation générale, principalement dans le système du grand-sympathique, qui portait le trouble dans les fonctions digestives. Mais dans l'une comme dans l'autre manière de voir, c'est toujours l'air atmosphérique qui lui sert de conducteur et de véhicule dans les pays où l'épidémie apparaît ; c'est au moyen de l'air atmosphérique donc qu'il s'étend non-seulement sur plusieurs pays, mais qu'il voyage autour du globe entier en laissant partout sur son passage des traces ineffaçables de son action pestifère, en faisant de nombreuses victimes.

L'existence d'un principe particulier morbifère est donc admis et reconnu par tous les observateurs judicieux ; comme nous avons été sous l'influence directe d'une constitution médicale gastro-nerveuse à laquelle il donne naissance avant même sa manifestation apparente : constitution médicale que l'on pourrait appeler, à juste titre, cholérique et qui a régné l'année dernière presque dans tous les pays de l'Europe ; il m'a semblé voir que bien des causes prédisposantes favorisaient le développement de l'épidémie parmi la classe ouvrière de notre canton.

On a remarqué généralement que le Choléra-morbus asiatique apparaissait de préférence dans les régions formées de terrains d'alluvion, riches en humus, boisées, tels que les bassins des fleuves et rivières, les collines sises entre les montagnes voisines des mêmes rivières ou des canaux, et qu'il épargnait les contrées élevées, sablonneuses et couvertes de forêts de pins (1) Or, il ne sera pas mal à propos de dire ici quelques mots sur la topographie de la ville de Rive de-Gier et des localités où l'épidémie à sévi l'année dernière.

Rive-de-Gier (ce nom seul indique déjà son étymologie) est assis sur les rives du Gier, sur un terrain calcaire, sablonneux à sa superficie, et houilleux à l'intérieur; il est encaissé entre deux montagnes au nord et au midi, et traversé non-seulement par la petite rivière du Gier, qui prend sa source au Mont-Pilat, à trois heures de distance sud-ouest, mais encore d'un bout à l'autre par le canal de Givors qui se prolonge jusqu'à la Grand'Croix, en cotoyant constamment la rivière. Outre cela, les ruisseaux du Couson et d'Egarande qui viennent du sud-est, ainsi qu'un autre ruisseau venant du nord—ouest, parallèlement à la rue St-Martin, parcourent aussi la ville pour se rendre dans la même rivière.

Les eaux qui inondent la ville de toutes parts, comme je l'ai dit dans mon mémoire pratique sur l'angine tonsilaire page 10, peuvent être regardées comme la cause principale de bien des maladies régnantes dans ce pays. En été, cette cause est au contraire le nettoyage du canal, le dessèchement du Gier où l'on jette des animaux morts et toutes sortes de matières, provenant du nettoyage de la ville, et sujettes à la putréfaction favorisée par la chaleur concentrée de l'atmosphère, et par celle des verreries et des usines de fer, en sorte que l'on y respire un air condensé, chargé de poussière noire et de fumée épaisse, tout le temps de cette saison.

Les habitations y sont accumulées les unes sur les autres, étroites, malsaines, occupées par des familles nombreuses, pauvres, toutes ouvrières, puisque sur une population de 15,000 habitants on ne compte pas seulement 50 maisons bourgeoises. Ajoutez à cela la disette causée par la maladie des pommes-de-terre depuis de longues années et par celle de la vigne depuis un an, la cherté excessive du pain et de toutes les substances alimentaires de première nécessité, ce qui a obligé les pauvres ouvriers à se nourrir insuffisamment de fruits verts, de légumes de toutes qualités, et en place du vin auquel ils étaient habitués, à ne boire que de l'eau pure ou de la piquette, espèce de boisson fermentée faite avec les fruits du prunier ou du pommier sauvage, avec des nèfles, etc., circonstances qui prédisposent aux diarrhées estivales qui y règnent chaque année.

Il y a eu en outre un intervertissement complet dans les saisons de 1853 à 1854. Le temps fut beau et presque chaud pendant les mois de décembre, janvier et février; froid dans le courant de mars ; tempéré et froid en avril ; pluvieux durant les mois de mai, juin et

---

(1) C.-F. Riecke, médecin militaire prussien. Description de l'épidémie cholérique de Torgau, en 1850. Annales cliniques de Montpellier, n° 12, de 1854, p. 182.

jusqu'au 16 juillet. A ces pluies torrentielles succédèrent subitement des chaleurs excessives, qui durèrent jusqu'au commencement de novembre, ce qui pouvait favoriser beaucoup le développement de l'épidémie joint aux autres causes prédisposantes et surtout à la cause efficiente qui fut la constitution médicale de l'année 1854.

La population atteinte la première dans notre canton, au hameau de la Bachasse situé sur la route impériale de Lyon à Toulouse, à égale distance entre St-Chamond et Rive-de-Gier, était la plus pauvre de nos contrées ; on ne saurait croire dans quelle misère elle croupissait, si l'on ne l'avait vu de ses propres yeux : tout y manquait, même les choses les plus essentielles à la vie. Aussi l'épidémie s'y étant déclarée subitement sans le moindre symptôme prodromique, a fait une centaine de victimes dans l'espace de quinze jours de sa durée, tant à la Bachasse qu'à la Grand-Croix, localités situées près du Gier, dans une plaine ouverte et habitée spécialement par les ouvriers des mines de houille. De tous ceux qui furent atteints par l'épidémie, quatre seulement guérirent, malgré les prompts secours médicaux qui leur furent portés par les médecins de Rive-de-Gier, de St-Chamond et de St-Paul, tellement ils avaient peu de forces physiques et vitales afin de pouvoir résister à la maladie. Les premiers jours ils attribuèrent leur mal aux eaux dont ils se servaient pour leur usage ordinaire, ils crurent qu'elles avaient été empoisonnées par un éclat de foudre qui y était tombé deux jours auparavant. Une analyse chimique, faite par les hommes de l'art spéciaux, n'a rien fait découvrir qui put dénoter le moindre indice d'un poison quelconque ; mais on a pu voir que ces eaux provenaient d une infiltration à travers des terres fumées avec toutes sortes de débris de matières animales et végétales en putréfaction, et qu'elles étaient stagnantes et mal aérées. Il suffit que plusieurs personnes, après avoir mangé des fruits verts ou du laitage et bu de cette eau, aient été atteintes par le Choléra qui les a fait mourir presque subitement, pour qu'on eût toute la peine du monde à dissuader les autres de cette absurde croyance d'empoisonnement.

Laissant de côté cet aveuglement, j'ai observé néanmoins plusieurs fois durant cette dernière épidémie à Rive-de-Gier, que les personnes tourmentées par la soif pendant les fortes chaleurs de l'été et de l'automne, et qui se servaient de l'eau stagnante pour l'étancher, furent frappées du Choléra comme d'un coup de foudre et enlevées par la mort en quelques heures seulement, malgré tout ce que l'on pouvait faire pour les sauver ; elles furent par conséquent victimes de leur imprudence, n'ayant pas voulu suivre les premiers préceptes d'une hygiène qu'on leur recommandait journellement.

Depuis quelques années on avait remarqué, principalement à Londres et à Paris, que les personnes frappées du Choléra-morbus asiatique avaient été atteintes en premier lieu d'une diarrhée avant-coureur de l'épidémie. Ce symptôme a entièrement manqué chez

les malades de la Bachasse, et chez beaucoup de ceux d'Assailly, de
Lorette, du Sardon et de Rive-de-Gier, surtout chez ceux qui furent
gravement atteints de prime-abord. Néanmoins ce prodome se ma-
nifesta dans la grande majorité des cas, principalement chez ceux
qui n'essuyèrent qu'une atteinte de simple Cholérine.

Les premiers malades qui en furent atteints commençaient par
éprouver un malaise général, des anxiétés précordiales, des douleurs
vives à l'épigastre s'irradiant ensuite dans tout l'abdomen, des
étourdissements, des céphalalgies violentes qui les faisaient parfois
tomber en syncope, suivies presque immédiatement de vomissements
fréquents et de déjections alvines, composées de matières glaireuses,
blanchâtres, imitant parfaitement l'eau de riz, dans lesquelles on
apercevait des grumeaux à l'instar de grains de riz écrasés ; des
crampes aux extrémités inférieures, surtout aux mollets, d'une violence extrême, des spasmes nerveux convulsifs, de nature tétanique
avec renversement du globe de l'œil en haut et en arrière, ainsi que
de la tête ; les paupières entr'ouvertes ; l'inférieure fortement ré-
tractée sous le globe oculaire ; faciès d'un jaune orangé chez presque
tous les malades de la Bachasse ; la cyanose n'existait chez eux que
sous les paupières inférieures, sur les mains, sur les doigts et sur
les orteils qui étaient tous d'une raideur difficile à vaincre. La température de la peau était très-basse, froide, inondée chez plusieurs
d'une sueur visqueuse glaciale. La langue pâle, blanche, chargée
comme dans les affections catarrhales compliquées de symptômes
gastriques, saburraux. Le froid se faisait principalement remarquer
au bout du nez et de la langue ; l'haleine était également froide.
Il y avait aphonie de la voix, ou plutôt voix faible, plaintive, particulière aux cholériques ; soif inextinguible ; suppression complète
non-seulement de l'urine, mais même de la sécrétion des glandes
salivaires ; celle de la bile et du suc pancréatique était de beaucoup
augmentée et faisait, pour ainsi dire, tous les frais des vomissements
fréquents et des selles diarrhéiques sans nombre. Dans les cas d'une
gravité extrême après plusieurs selles et vomissements, cès déjections se supprimaient d'elles-mêmes sans l'intervention d'aucun remède ; une agitation continuelle, des symptômes ataxiques avec
prostration complète des forces physiques et morales ; hébétude
des facultés intellectuelles; délire vigil suivi d'assoupissement comme
dans le typhus ; la peau changeant de couleur devient bleuâtre,
bronzée ; amaigrissement de tout le corps et principalement de la
face, s'opérant à vue d'œil ; tous ces accidents s'observaient fréquemment chez les malades d'Assailly, de Lorette, du Sardon et de
Rive-de-Gier.

J'ai vu très-souvent en ville des personnes bien portantes être frappées comme par une attaque d'apoplexie foudroyante, tomber tout
d'un coup saisies par un froid glacial, devenir toutes noires, aller
par en haut et par en bas à tout instant, et mourir au bout de deux

heures avant qu'on ait pu leur administrer le moindre médicament prescrit. C'est pour cette raison que les cas pareils furent regardés comme cas de Choléra-morbus foudroyant. Heureusement que ces cas ne constituaient pas la majorité de l'épidémie, mais plutôt l'exception à la règle générale où l'on avait le temps d'administrer un prompt et salutaire secours, et d'arrêter dès le début le cours de la maladie, une fois que l'on a pu obtenir une diaphorèse abondante et générale prolongée.

D'après les auteurs allemands, cet état est dû à l'urémie. Voici ce qu'on lit à la page 142, nº 9, des Annales cliniques de Montpellier de 1854 :

« Le docteur Leubucher, dans l'examen qu'il fait des assertions d'Hamernjk, accorde à celui-ci que les accidents appelés typhiques sont dans quelques cas l'effet de l'urémie (1); mais il ne pense pas qu'il en soit ainsi dans tous. Il proclame au contraire les circonstances suivantes, qui produisent un effet pendant la période réactive du Choléra, comme les causes productrices des phénomènes en question.

« 1º Hypérémie du cerveau ou de ses membranes; laquelle est ordinairement de nature veineuse ; exsudation séreuse dans les membranes, notamment dans l'arachnoïde, et épanchement de sérosité dans les ventricules. Tel est le point de départ assez fréquent des altérations que l'on observe pendant la vie: dilatation de la pupille, aphonie, convulsions, tensions spasmodiques dans les muscles de la nuque. Tous ces symptômes ont été observés par Leubucher sans qu'il y eût la moindre perturbation appréciable dans la secrétion urinaire.

« 2º Hébétude des sens avant l'éruption de l'exanthème, comme cela s'observe dans les autres exanthèmes aigus. Les altérations de la sécrétion urinaire ne sont pas nécessairement liées à cet état.

« 3º Exsudations diphthériques sur les membranes muqueuses, notamment sur celle de l'intestin grêle, ce qui peut s'accompagner ou non de symptômes urinaires, de même que réciproquement on observe des choléras-typhiques sans cette exsudation. Ordinairement la maladie de Bright est liée à un travail diphthérique très-prononcé, même d'une exsudation croupale, dans les urétères ; en même temps que l'urine diminue de quantité, elle devient albumineuse. Cependant, Leubucher a vu des cas où l'albumine cessant de se montrer dans les urines, et celles-ci étant sécrétées en quantité normale, l'autopsie montra des exsudations dans l'intestin grêle.

---

(1) Le docteur Lassalvy traducteur de cet article dit que: les Allemands appellent *urémie* la rétention ou le passage dans le sang des matériaux de l'urine, ainsi que les accidents qui en sont la conséquence.

« 4° Inflammation dans d'autres organes, principalement dans les poumons. Les pneumonies sont le plus souvent hypostatiques avec œdème pulmonaire. Des pneumonies de nature croupale partielles, se montrent çà et là dans des points circonscrits. Par contre, cette fois comme dans les épidémies précédentes, Leubucher a vu quelques cas de ce qu'on a nommé infiltration gélatineuse, pareille à celle qu'on observe dans la première période de la tuberculose. Il distingue les cas des inflammations diphthériques.

« 5° Suppression complète de la sécrétion urinaire. Les malades de cette catégorie sont sans connaissance, éprouvent continuellement le besoin d'uriner, mais la vessie est vide.

« Cette intoxication du sang, ou pour mieux dire de l'organisme, par les matériaux de l'urine est un fait remarquable qui, comme dans les symptômes de cette terrible maladie, se rattache au phénomène initial du Choléra, à savoir l'altération plus ou moins profonde de l'hématose pulmonaire. Cette grande, cette capitale fonction, étant plus ou moins entravée et parfois anéantie, témoins les cas appelés foudroyants, la circulation s'embarrasse, les sécrétions se suspendent, celle de l'urine comme les autres, et le système vivant tout entier se trouve infecté par la présence des matériaux urinaires. Cette intoxication inaperçue et même nulle dans la période de collapsus, devient manifeste dans celle de réaction et se caractérise par un ensemble de symptômes qui a la plus grande analogie avec ceux du typhus.

« Un autre médecin allemand, Schottin, prétend d'avoir trouvé dans la période typhique du Choléra, sur et sous l'épiderme, une quantité de cristaux blancs, qui, après la mort et le refroidissement du cadavre, se fondaient en un liquide gluant et que les recherches chimiques ont reconnu être les matériaux de l'urine. Les malades chez qui on les observe présentent la suppression d'urine et meurent généralement. L'autopsie montre les reins altérés. Dans un cas, par exemple, ces organes étaient très-volumineux, mous au toucher, et gorgés d'un sang noir et épais. Capsule surrénale facile à déchirer, injectée, etc.

« Le docteur anglais Thomas Stratton propose pour combattre cette complication morbide l'eau-de-vie de genièvre, comme diurétique, à la dose de 60 grammes toutes les demi heures, et chez les femmes et les enfants, l'esprit de nitre dulcifié, alcool azotique (I).

Laissant de côté ces hypothèses très-ingénieuses, revenons au résumé des symptômes principaux du Choléra-morbus asiatique qui le caractérisent et le différencient des autres maladies, ce qui néces-

---

(1) Traduction du docteur Lassalvy, page 143, *Annales cliniques de Montpellier*, n° 9 de 1854.

sairement fait son diagnostique. Malaise général; abattement des forces physiques et morales; anxiétés précordiales; douleurs aiguës dans la région épigastrique, s'irradiant fréquemment dans toute la cavité abdominale; déjections alvines par en haut et par en bas, de liquides glaireux ressemblant parfaitement à l'eau de riz ; crampes aux extrémités inférieures, principalement aux mollets, parfois même aux bras et aux avant-bras; froid glacial de toute la périphérie du corps, surtout au nez et au bout de la langue, des doigts des mains et des orteils des pieds ; teint bleuâtre, bronzé, de la peau ; encavement des yeux, par rétraction des paupières, spécialement de l'inférieure ; amaigrissement général presque instantané de tout le corps; suppression d'urine : vitesse extrême avec faiblesse dans le pouls, qui devient parfois intermittent. Tout cet ensemble de symptômes, causé par une infection d'un principe miasmatique particulier, réagissant surtout sur le principe vital du centre nerveux du grand sympathique et du pneumo-gastrique, suspendant leurs fonctions physiologiques et attaquant une masse d'individus à la fois dans un pays donné, constitue le terrible fléau asiatique, dont l'image reste ineffaçable à jamais quand on l'a vu une seule fois. Aussi les personnes même étrangères à notre art, qui se dévouent durant les épidémies au soulagement des malheureux, savent parfaitement diagnostiquer la nature de cette maladie.

Il y aurait seulement à établir un diagnostique différentiel entre le Choléra et la Cholérine. Mais qu'est-ce donc que la Cholérine, si ce n'est un degré inférieur ou le début du Choléra lui-même, qui, traité convenablement, se borne aux vomissements riziformes très-fatigants, aux selles nombreuses de matières liquides à l'instar de l'eau de riz ; aux crampes douloureuses des membres inférieurs ; à un commencement de cyanose dans quelques cas : dans d'autres ce symptôme manque entièrement, ce qui n'empêche pas qu'au lieu d'avoir affaire à une Cholérine, on a sous ses yeux un vrai Choléra comme l'on a vu au commencement de l'épidémie à la Bachasse. Dans la Cholérine, la langue est également pâle, blanche, saburrale; il y a de l'agitation et de l'insomnie, et quelquefois non-seulement diminution, mais même suppression momentanée de la sécrétion d'urine; ces symptômes, à vrai dire, se dissipent facilement par l'emploi des moyens appropriés à les combattre, et parfois même sans intervention de l'art, tandis que le Choléra où tous ces symptômes sont poussés au maximum de leur intensité, ne suspend jamais son cours sans l'emploi d'agents pharmaceutiques énergiques, et souvent malgré eux il se termine par la mort; celle-ci est précédée de la suppression de toutes les sécrétions; d'un état comateux; de faiblesse et de vitesse avec intermittence dans le pouls, au lieu que dans la Cholérine il ne doit jamais dépasser le nombre de 85 à 100 pulsations par minute. Voilà la seule différence que l'on peut établir entre ces deux états morbides, qui en réalité n'en font qu'un, à un degré d'intensité différent, puisqu'ils règnent épidémiquement ensemble dans les pays envahis par le mal indien.

Le pronostic de la Cholérine n'est pas toujours sans gravité, quoiqu'il laisse espérer d'habitude une issue heureuse ; il arrive assez souvent de voir des symptômes légers de Cholérine persister plusieurs jours sans gravité apparente, et puis tout d'un coup, l'agitation, l'insomnie, le délire vigil augmenter et être suivis d'un état comateux, et la suppression de toutes les sécrétions mettre fin à l'existence des malades. Quant au pronostic du Choléra-morbus, il est constamment fort grave.

Les guérisons que l'on obtenait dans les épidémies précédentes, et même dans cette dernière dans certaines localités, furent exceptionnelles, à peine un tiers de guéris sur deux tiers de perdus. C'est ainsi que le Choléra enlevait presque tous les malades à la Bachasse, moins de la moitié à Assailly et à Lorette, un tiers seulement au Sardon, et un peu plus d'un cinquième à Rive-de-Gier. Sur 130 malades atteints tant du Choléra que de la Cholérine que j'ai eus à traiter durant cette épidémie, du 6 août jusqu'au 15 décembre, je n'ai eu à déplorer la perte que de 25 sur le nombre de 130 ; mes malades furent ainsi répartis : 77 atteints de Cholérine et 53 du Choléra-morbus asiatique, parfaitement caractérisé avec tout le cortège des symptômes des plus graves ; c'est sur ce dernier chiffre qu'il y a eu 25 décès (1).

Je ne partage pas l'opinion de Leubucher, qui prétend que, chaque fois qu'il y a suppression de l'urine et assoupissement, le malade est perdu sans ressource ; car j'en ai vu plusieurs, chez qui ces symptômes durèrent trois et quatre jours, et qui guérirent lorsque la perspiration cutanée fut parfaitement rétablie, malgré le hoquet, la persistance de la diarrhée et des vomissements de nature plutôt bilieuse que riziforme.

Marche et durée de l'épidémie ; *mortalité.* — C'est dans la soirée du 2 août 1854, que les premiers cas parurent à la Bachasse ; ils furent d'une telle gravité, que les cinq premiers malades atteints moururent le lendemain malgré les secours médicaux qui leur furent donnés presque immédiatement par un médecin de St-Paul en Jarret, commune où se trouve le hameau de la Bachasse. Le 4, l'épidémie prit beaucoup plus d'extension ; à trois heures, dans l'après diner, quand je me rendis sur les lieux pour m'éclairer sur la nature de la maladie, à propos de laquelle des bruits vagues et bizarres s'étaient répandus en ville, ainsi que pour porter secours à

---

(1) Je ne considère pas comme cholérine la diarrhée bilieuse, les vomissements de même nature et les crampes légères. Ceci, d'après moi, n'est qu'une influence cholérique, les prodromes de la maladie ; mes cholérines sont des cas du choléra léger des auteurs.

ceux qui en auraient besoin, j'y trouvai déjà M. le commissaire de police du canton avec un jeune médecin de notre ville, qui y étaient arrivés depuis la veille onze heures du soir. Je parcourus toutes les maisons que l'on me désigna, et je pus constater une douzaine de malades et six morts.

J'aurais bien désiré prêter le concours de mes faibles lumières et de l'expérience que j'avais pu acquérir dans l'épidémie de 1835! Mais, rencontrant quelques obstacles de la part de M. le commissaire de police ainsi que du jeune médecin qui l'accompagnait, je fus obligé, le cœur navré de douleur, de suspendre mes visites en attendant les moments plus propices où je pourrais me dévouer au salut de mes concitoyens.

Et en effet, ce moment ne tarda pas à se présenter dans peu de jours. Le 6 août, quelques cas du choléra-morbus asiatique apparurent à Rive-de-Gier même. La première personne qui en fut atteinte, était la veuve Lallier, habitant rue de Lyon, âgée de 64 ans, d'une constitution faible et délabrée tant par l'âge que par les maladies antécédentes et la misère ; confiée à mes soins, malgré ces antécédents peu avantageux et la violence extrême de la maladie, qui fut un des spécimens le mieux caractérisé de l'épidémie, elle a parfaitement guéri.

Le 13 août, le choléra-morbus à mesure qu'il devint moins intense à la Bachasse, fit soudainement irruption dans le hameau du Sardon, situé dans une vallée, tout près du canal de Givors et du Gier, à trois quarts d'heure de distance et à l'est du premier foyer d'infection. Il y sévit comme à la Bachasse avec assez de violence pendant une quinzaine de jours. Au commencement du mois de septembre, il revint en arrière sur ses pas, et ravagea la population de l'Assailly et du Réclus où il fit de nombreuses victimes durant les quinze premiers jours. Quelques cas moins graves furent encore observés dans ces diverses localités dans le courant d'octobre ; mais, pendant tout cet espace de temps, l'épidémie a constamment régné à Rive-de-Gier avec rémission et recrudescence variables en intensité, jusqu'au 15 décembre. Dans toutes les localités mentionnées ci-dessus et durant le temps entier de l'épidémie, j'ai prodigué mes soins aux malades avec autant de zèle et de dévouement que ma santé et mes forces physiques m'ont permis de le faire ; l'épidémie sembla diminuer dans les mois d'octobre et novembre, mais les maladies régnantes revêtirent un type intermittent prononcé très-difficile à combattre même par les doses exagérées de sulfate de quinine associé à l'opium (1).

---

(1) Il y a une remarque à faire, c'est celle-ci : l'épidémie éprouvant fréquemment une rémission redoublait toujours sitôt qu'après le vent du nord ou d'est venait celui du midi, et diminuait d'intensité sitôt que le vent du nord recommençait à souffler.

J'aurais désiré donner ici les chiffres exacts des personnes atteintes du choléra et de la cholérine dans tout le canton pendant cette épidémie; mais malgré les démarches que j'ai faites à cet égard auprès de mes collègues et auprès des autorités locales compétentes, il m'a été impossible d'établir une statistique rigoureuse, et ceci pour plusieurs raisons dont voici les principales. La plupart de mes confrères ne tiennent point de notes concernant les maladies qu'ils traitent, et la preuve de ce que j'avance, c'est qu'ils n'ont pas pu fournir des listes nominatives des personnes atteintes du choléra, listes qui nous ont été demandées par M. le préfet de notre département, et d'après lesquelles M. le docteur Vial de St-Etienne a dressé son rapport à son excellence M. le ministre du Commerce. Quelques-uns, à vrai dire, donnèrent bien quelques renseignements, mais dépourvus d'exactitude ; d'autres refusèrent entièrement de livrer la moindre notice.

Une autre raison non moins significative, c'est que, dans ce pays-ci, tout le monde exerce la médecine et la chirurgie sans le moindre obstacle et sans connaître les premiers rudiments de l'art de guérir. C'est ainsi que les bonnes femmes, les rebouteurs ou rhabilleurs, les religieuses de différentes congrégations, principalement celles de l'ordre de St-Joseph, assez répandu dans nos contrées ; MM. les curés des campagnes, les droguistes, les herboristes et MM les pharmaciens non seulement donnent des consultations journellement, pas gratuites par exemple, mais encore ils font suivre des traitements entiers dans toutes sortes de maladies ; ils vont jusqu'à visiter les malades dans leur domicile, en plein jour, au su et vu de tout le monde, sans que les autorités locales interviennent pour faire cesser cette illégalité ; au contraire on se plaît à protéger et à favoriser cette concurrence au corps médical par esprit de progrès social, dit-on, prétendant qu'il ne devrait point exister de privilège exclusif pour personne en France, si rationnel qu'il fût. Or, le monde entier a pris l'habitude de se modeler sur la France. Si des errements aussi absurdes, dépourvus de tout bon sens et sentant le compérage de petites localités des montagnes, devaient prévaloir un jour, je m'écrierais : Pauvre humanité, dans quelles griffes es-tu tombée !.. Pauvre corps médical ! A quel degré d'avilissement es-tu abaissé !

Tous ces guérisseurs n'ont fourni aucun chiffre dans les rapports officiels adressés à M. le préfet par messieurs les maires ; ce qui n'empêche pas que beaucoup de personnes qui ont été atteintes du choléra et même qui sont mortes, étaient traitées par cette classe de médicastres qui n'a fourni aucun renseignement.

Vient ensuite une inqualifiable complaisance de beaucoup de médecins pour les parents, c'est de donner un tout autre nom à la maladie, pour que l'on ne dise pas que dans une famille un ou plusieurs de ses membres sont morts du choléra, chose qui s'est vue fréquemment à Rive-de-Gier ; c'est pour cela, que les rapports que l'on a fait parvenir aux autorités supérieures sont inexacts, et que moi-même je ne puis citer ici que des chiffres approximatifs, sauf ceux qui m'appartiennent en propre et dont j'ai fait mention plus haut.

Rive de-Gier dont la population est de   15,000 habit.
a eu des malades atteints, tant par cholérine que choléra,
près de   600
    Sur ce nombre il en est mort environ   124

Sardon, la Cappe, Croix de la chair, dont la population
peut s'élever à   400
ont eu pour malades, près de   42
    Sur ce nombre il en est mort environ   16

Réclus, Assailly, (commune de Lorette), dont la popu-   habit.
lation est de plus de   2,800
en ont eu malades, près de   170
    Sur ce nombre, il en est mort près de   60

Bachasse et la Grand-Croix (commune de St-Paul),
dont la population est de près de   1600
ont eu des malades   104
    Sur ce nombre il en est mort   100

Au total, sur une population de 19, 800, il y a eu 916 d'atteints par l'épidémie, dont 300 personnes de tout âge et des deux sexes ont succombé. Néanmoins, il est utile de faire observer que la maladie sévissait beaucoup plus parmi les personnes du sexe que parmi les hommes dont elle n'atteignait qu'un tiers. Les femmes enceintes payèrent à elles seules un fort tribut ; les enfants furent moins souvent frappés que les personnes avancées en âge, surtout celles dont la santé était délabrée par l'épuisement des forces , la misère et les maladies antécédentes ; le choléra frappait celles-ci de préférence Cependant, malgré un concours de circonstances de nature si diverse , qui semblaient favoriser puissamment le déve- loppement de l'épidémie, comme je l'ai fait observer au commen- cement de ce mémoire , on doit comprendre d'après les chiffres approximatifs relatés ci-dessus , que le choléra était dans nos pays d'une bénignité exceptionnelle; qu'il n'a atteint que fort peu de monde, eu égard à la population ; et que sur le petit nombre de personnes frappées, la mortalité était insignifiante dans certaines localités, grâce aux secours promptement administrés par les hommes de l'art et surtout, il faut l'avouer franchement, au peu d'intensité du fléau asiatique lui-même.

LE TRAITEMENT du choléra-morbus asiatique est préservatif et curatif. Le premier consiste dans l'observation rigoureuse des préceptes hygiéniques et diététiques ; le second, dans l'emploi des agents pharmaceutiques plus ou moins énergiques appropriés à l'état particulier de chaque malade , c'est-à-dire selon la période et l'intensité de la maladie et selon la constitution, le tempérament , l'âge, le sexe et les complications morbides des malades.

Sitôt que l'épidémie se déclara à la Bachasse , comme médecin attitré des ateliers des forges de la marine et des chemin de fer de MM. Petin Gaudet et Cie, je fus obligé de rédiger pour les ouvriers l'instruction suivante qui devait leur servir de guide :

Menacée de l'épidémie qui règne dans plusieurs départements de la France, la population ouvrière de Rive-de-Gier si nombreuse et si laborieuse, si elle ne peut pas échapper au fléau, doit au moins, par des mesures hygiéniques prises d'avance , tâcher d'atténuer l'intensité du mal qui frappe à sa porte en se conformant aux conseils suivants :

1. Tenir les habitations le plus proprement possible , faire aérer les chambres plusieurs fois par jour ; fermer les fenêtres le soir, de bonne heure et ne les ouvrir qu'après le lever du soleil, le matin ; balayer tous les jours non seulement les maisons et les corridors, mais aussi les rues adjacentes; ne pas déposer autour des habitations, du fumier ni autres matières susceptibles de décomposition putride ; jeter dans les communs, une fois par semaine, de 300 à 500 grammes de chlorure de chaux ; brûler dans les chambres, des plantes aromatiques pour corriger les mauvaises odeurs provenant de l'accumulation de plusieurs individus dans la même pièce.

2. La propreté du corps est de toute rigueur, changer de linge fréquemment, se vêtir d'habits de laine, surtout le soir et le matin, porter une ceinture de flanelle sur le ventre et couvrant l'épigastre principalement.

3. Ne jamais sortir à jeun.

4. Comme le choléra débute dans la plupart des cas par un dérangement des fonctions digestives , il est de toute nécessité de suivre un régime alimentaire approprié, composé de potages faits avec du pain, de la semouille, du vermicelle, des pâtes de Gênes, du riz, de l'orge grué ; de la viande de bœuf, de mouton, tant bouillie que rôtie, ces dernières de préférence ainsi que de la volaille, quand les moyens le permettent.

5. Renoncer à toutes sortes de fruits, principalement aux abricots, pruneaux, concombres et melons.

6. Pour boisson ordinaire , il convient de faire l'usage d'eau coupée avec de l'eau-de-vie ou avec du vin; d'eau panée, d'eau de

riz, d'orge grué, d'eau gommée, d'eau de seltz coupée avec du vin, avec du sirop de gomme, et ne jamais boire de l'eau pure.

7. Toutes les années, à la même époque, on observe à Rive-de-Gier beaucoup de diarrhées, surtout chez les enfants et chez les personnes qui se nourrissent de substances végétales, de laitage et de fruits que l'on récolte avant la maturité. Ce symptôme, auquel on ne fait habituellement aucune attention, demande dans les circonstances actuelles des soins tout particuliers, et on doit le combattre dès son apparition par la diète, l'eau de riz gommée; par les quarts de lavements d'une décoction de son avec une tête de pavot, avec de l'amidon en y ajoutant dix à vingt gouttes de laudanum liquide de Sydenham; par l'application de cataplasmes de farine de lin sur le ventre, arrosés avec de l'huile camphrée ou du baume tranquille, et prendre une pilule du docteur Oulmont, toutes les 3 heures, pilules ainsi composées :

Diascordium	
Sous-nitrate de bismuth }	a a gram. 3
Ext. thébaïque	centigr. 50.

Mêlez exactement, faites, pilules nº 20.

8. On prend en même temps quelques infusions de thé vert, de thé de Suisse, de feuilles de menthe, de verveines des Indes, principalement quand la maladie commence par des envies de vomir; si les vomissements caractérisent une indigestion, dans ce dernier cas on aromatise les infusions en y ajoutant un petit verre d'eau-de-vie, de rhum; une petite cuillerée à café d'élixir de la Grande-Chartreuse. On fait également prendre six à dix gouttes de la liqueur anodine d'Hoffmann ou d'éther sulfurique sur un morceau de sucre; un demi-tasse de café d'Arabie avec un peu de jus de citron. Mais ce qui m'a rendu les plus grands services, tout-à-fait au début de la maladie, c'est l'emploi de la mixture suivante : laudanum liq. de Syd. gram. 4, essence de menthe : gouttes 10, liqueur anod. d'Hoffmann gramme 1, mêlez; à prendre 10 à 20 gouttes dans un peu d'eau sucrée ou dans les infusions ci-dessus, et répétez toutes les dix, quinze et trente minutes jusqu'à cessation des vomissements et des douleurs vives à l'estomac.

9. Tout en se conformant aux conseils ci-dessus, on doit avoir recours le plus tôt possible à un homme de l'art, le seul juge compétent en pareille circonstance.

10. Dans les positions pénibles de la vie, la résignation et le courage nous sauvent fréquemment de grands malheurs; c'est ce qui est de rigueur pendant l'épidémie actuelle, pour pouvoir braver impunément son atteinte, fussions-nous même sous son influence.

Ces conseils, imprimés par les soins de MM. Petin et Gaudet et répandus à profusion, non seulement parmi les ouvriers de leur atelier, mais encore dans la population de la ville et des villages voisins, portèrent des fruits salutaires, ils préservèrent sans doute bien des gens de l'atteinte de l'épidémie.

Traitement curatif.—Tant que l'on ne trouvera pas un remède spécifique contre ce terrible fléau (ce dont je ne désespère pas entièrement), son traitement curatif doit se réduire d'après moi aux cinq propositions suivantes:

1° Evacuer les matières peccantes (que l'on me passe ce vieux langage des écoles des siècles passés) par en haut et par en bas par un éméto-cathartique.

2° Tâcher de procurer une diaphorèse générale, la plus forte possible, par les médicaments réchauffants, sudorifiques et stimulants.

3° Dans ce même but, ranimer la circulation capillaire des fluides sanguins et nerveux dans toutes les parties du corps, surtout la circulation pulmonaire, par les stimulants pris à l'intérieur; les révulsifs en dehors.

4° Combattre par les remèdes spéciaux l'intoxication du virus miasmatique cholérique, en agissant directement sur le principe vital, sur le système nerveux et le fluide sanguin en les tonifiant et empêchant la décomposition du sang.

5° Faire face aux complications des symptômes prédominants et aux incidents divers qui surgissent dans le courant de la maladie.

Voilà les indications principales, je dirai essentielles, que l'on doit toujours avoir en vue quand il s'agit de combattre ce terrible fléau.

Ces principes posés, tâchons d'être plus explicite sur chacun d'eux. Dans l'immense majorité des cas durant cette épidémie on observait des symptômes très manifestes d'embarras gastro-bilieux; l'indication des évacuants, par en haut et par en bas, se présentait d'elle-même au praticien; il était par conséquent bien rationnel de prescrire d'un à deux grammes d'ipécacuanha pulvérisé en quatre doses, que le malade prenait toutes les cinq minutes dans une infusion de camomille, non seulement à titre de vomitif, mais encore à celui de puissant diaphorétique. Cette médication produisait, en outre, un troisième effet, celui d'un purgatif. Quand je voulais produire ces trois effets à la fois chez un malade, chez qui il n'y avait point de contre-indication de son emploi, je prescrivais, dans cette intention cent trente-cinq centigr. d'ipécacuanha pulvérisé avec sept centigr. de tartre stibié, à prendre également dans l'infusion de camomille, pour faciliter le vomissement; mais une fois l'évacuation par en haut terminée et que celle par en bas commençait, je la favorisais par les bouillons d'herbes ou de jarrets de veau.
Cette première indication thérapeutique fut regardée par beau-

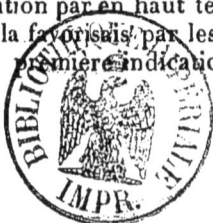

coup de praticiens comme point essentiel du traitement de l'épidémie actuelle, c'est à tel point qu'ils la convertirent en méthode curative entière; et il faut bien le dire, les vomitifs et les purgatifs sauvèrent bien du monde, non seulement dans notre canton, mais dans toutes les localités où les médecins les employèrent avec hardiesse.

Ceci fait, je tâchai, par tous les moyens imaginables, de rétablir une transpiration cutanée abondante, en faisant prendre aux malades des infusions chaudes de fleurs de tilleul, de thé vert de Chine, de sureau, etc., aromatisées avec de l'eau-de-vie ou avec du rhum; parfois j'y faisais ajouter une cuillerée à café de l'esprit de Mindererus; mais surtout en faisant administrer la potion de Requin que j'ai modifiée de la manière suivante :

Eau dist. menthe	gram. 130.
— de canelle	gram. 30.
Esprit de Mindererus	gram. 16.
Sirop de diacode	gram. 60.
Ether sulfurique	1 à 2 grammes.

Mêlez, F.-S.-A., potion à prendre une cuillerée à bouche toutes les demi-heures, toutes les heures et toutes les deux heures, à mesure que la diaphorèse se manifeste et se soutient assez abondamment, sans cependant causer une congestion cérébrale, comme cela pourrait arriver si l'on se tenait toujours aux mêmes doses.

En même temps que je faisais administrer ces moyens internes, l'on couvrait presque tout le corps avec le coton chaud poudré de farine de moutarde sèche; l'on mettait des sinapismes chauds à l'épigastre, le long de la colonne vertébrale, aux membres supérieurs et inférieurs, surtout aux mains, aux mollets et aux pieds; par-dessus le tout on enveloppait le malade dans une ou deux couvertures de laine, on mettait tout autour de son corps des briques chaudes, des cruches remplies d'eau bouillante pour exciter davantage la transpiration afin que le malade suât à grosses gouttes, comme l'on dit, pendant deux à trois heures le moins.

Une fois la réaction opérée, je conseillais les frictions le long de la colonne vertébrale, aux avant-bras et aux mollets avec un liniment composé de parties égales d'huile essentielle de térébenthine et d'alcool camphré; en prenant bien des précautions pour ne pas laisser refroidir le malade. La sudation abondante au commencement de la maladie, dans la période algide, est une condition essentielle *sine quâ non*, car c'est d'elle que dépend la réaction complète et par cela même la guérison du malade. Aussi cette indication, qui entre chez moi pour une partie du traitement, constitue la méthode curative tout entière pour beaucoup de médecins. M. le docteur Durant, médecin militaire belge à Tournay, l'a préconisée d'une manière spéciale dans un mémoire intitulé : *Un mot sur le traitement du Cho-*

léra épidémique, et adressé à l'Académie de Médecine de Bruxelles. T. X. p. 231 et 372.

La réaction entièrement établie ou en partie seulement, après l'emploi des moyens ci-dessus énoncés, je recourais à d'autres agents thérapeutiques, regardés comme spécifiques pour réagir directement sur le principe miasmatique cholérique, sur le système nerveux et surtout sur le fluide sanguin.

Depuis 1846, comme le constatent les observations sur le Choléra-morbus sporadique et sur la dyssenterie aiguë, publiées l'année suivante dans le *Bulletin de Médecine, de Chirurgie et de Pharmacie* de Madrid (1), et dont j'ai l'honneur d'être collaborateur, je fais usage de la limonade minérale , ainsi composée : solution de gomme gram. 1000, acide sulfurique concentré gram. 3, sirop de diacode gram, 60, à prendre par demi-tasse, toutes les heures, toutes les deux et trois heures, dans le traitement de la dyssenterie aiguë et dans celui du Choléra-morbus européen. Aussi c'est avec le plus grand plaisir que j'ai lu dans les Annales cliniques de Montpellier numéros 11 du 10 août 1854, ce qui suit :

« Le docteur Herapath nous apprend que le directeur de police de Birmingham lui a remis une bouteille, contenant un remède anti-cholérique, qu'il avait lui-même reçu du chef de la police autrichienne, comme un spécifique reconnu et employé sous le patronage du gouvernement. L'instruction imprimée avec l'approbation et même par ordre, annonce que l'inventeur de ce remède avait, en 1831 et 1832, reçu du gouvernement autrichien l'autorisation d'en faire l'essai sur les condamnés et que *dans tous les cas,* il produisit la guérison ; que depuis cette époque, des milliers de malades ont été sauvés par ce précieux arcane ; qu'en 1849, le gouvernement autrichien en ordonna l'emploi dans les prisons et dans les établissements publics de plusieurs grandes provinces , et que tous les malades qui offraient quelques chances de guérison furent sauvés par ce remède sans éprouver le plus léger accident consécutif. En présence de ces affirmations, le docteur Herapath crut devoir analyser le merveilleux remède, et voici ce qu'il trouva dans 30 grammes environ de liquide :

Acide sulfurique	1	gramme.	
Acide azotique	0	—	60 centigr.
Sucre	1	—	25.
Eau	27	—	0.

« La densité du liquide était de 1,055. Le sucre, qu'il contenait, offrait les caractères du sucre de raisin, mais il était sans doute altéré par les acides.

---

(1) Novembre de 1837, Nos 98, 99 et autres.

« La manière d'administrer le remède est celle-ci : dès l'apparition des premiers symptômes cholériques, le malade prend une cuillerée à café du médicament combiné avec trois ou quatre parties d'eau ; il boit ensuite largement de l'eau froide. Dans les cas légers, il prend une nouvelle dose après demi-heure, et cela suffit ordinairement. L'anxiété disparaît ; la chaleur revient, la douleur de l'estomac et de la poitrine disparaît aussi ; à mesure que la chaleur se ranime, la soif se montre ainsi que le désir de l'eau fraîche. Le médecin n'a plus alors qu'à laisser au malade une mixture formée d'une cuillerée à café du remède dans un litre d'eau à boire à volonté. Mais si les symptômes tardent à s'amender, il faut renouveler, à de courts intervalles, les doses du médicament. Quand le vomissement n'a pas encore paru , quatre ou cinq doses suffisent pour la guérison. Mais quand les symptômes de collapsus se sont déjà manifestés, il faut user du remède à dose double, à savoir : deux cuillerées, dans quatre ou cinq cuillerées d'eau, et renouveler après chaque vomissement, jusqu'à cessation du malaise et des crampes. Si le vomissement s'arrête , on doit continuer le remède tous les quarts d'heure, jusqu'à ce que l'estomac en ait reçu au moins dix cuillerées ; dans certain cas on peut aller jusqu'à dix et même quatorze.

« La cessation de la douleur et des crampes, l'apparition d'une transpiration chaude , sont les premiers signes d'amélioration , surtout un sommeil calme et paisible. On doit faire boire au malade de l'eau froide en abondance, mais sans excès ; toutes les boissons chaudes et spiritueuses doivent être proscrites, comme des poisons ; M. le docteur Lassalvy ajoute très-judicieusement : dans la réaction accomplie sans doute.

« Le docteur W.-J. Cox assure que depuis longtemps il emploie avec le plus grand succès l'acide sulfurique dans le traitement du choléra, ainsi que le constate un article publié par lui dans la *Lancette anglaise* du 11 août 1849. Il fait boire à ses malades de l'eau de riz à la glace fortement acidulée avec l'acide sulfurique. En outre il administre le calomel, et fait faire des lotions avec l'eau régale étendue d'eau.

« Il assure que l'acide sulfurique arrête le vomissement et fait cesser le collapsus avec une merveilleuse rapidité, et que, par ce traitement on guérit trois fois plus de malades que par le traitement avec l'opium et les stimulants.

« Le docteur Buxton assure de son côté qu'il emploie l'acide sulfurique avec succès.

« Le docteur Griffith se croit en droit de proclamer cet acide un spécifique du choléra. »

D'un autre côté nous lisons dans le *Journal de Médecine et de Chirurgie pratique* par M. le docteur Lucas Championnière T. XXV.

Novembre 1854. II. Cahier page 513, 514, 515 jusqu'à 518, ce qui suit :

« Article 4940. Traitement de la Cholérine et du Choléra. On lit dans la *Gazette des hôpitaux* du 3 octobre le compte rendu suivant d'une leçon du professeur Worms à l'hôpital militaire du Gros-Caillou :

« A la fin de l'épidémie cholérique de 1849, j'avais déjà commencé à traiter les diarrhées épidémiques par les acides minéraux, ainsi que cela est constaté dans le n° 27 de la *Gazette Médicale* (juillet 1849). Le retour du Choléra en novembre 1853 m'a fourni l'occasion d'appliquer sur une plus grande échelle, aux diarrhées prodromiques ainsi qu'au Choléra confirmé, la méthode de traitement dont je n'avais pu que faire un essai imparfait en 1849.

« Je viens vous rendre compte brièvement des résultats obtenus, et des observations qu'il m'a été donné de faire pendant les trois recrudescences qui se sont produites depuis le 21 novembre 1853, jusqu'à la fin de juillet 1854.

« *Traitement de la diarrhée prodomique, ou cholérine.*

« Tous les militaires entrant à l'hôpital atteints de diarrhée épidémique, ont été soumis sans exception au traitement suivant :

« On leur prescrivait la diète d'aliments et les trois quarts de vin, et on commençait par leur administrer 2 grammes d'ipécacuanha dans 120 grammes d'eau. Après le vomitif on leur donnait pour boisson et à discrétion une limonade minérale n° 1 ou 2 ; le numéro 1 comportant 2 grammes : le numéro 2, 3 grammes d'acide sulfurique concentré pour un kilogramme d'eau mucilagineuse (mucilage de gomme ou de guimauve), édulcorée avec 120 ou 150 grammes de sirop simple. Dans la pratique civile, je me sers d'une décoction de racine de salep.

« En très-peu d'heures (quatre à six) on voyait survenir un notable changement. Le pouls prenait de la fréquence et de la force, la peau de la chaleur ; le visage se colorait, les évacuations alvines cessaient ou devenaient simultanément plus rares et moins abondantes, et les matières éliminées se coloraient en vert ou en jaune. La guérison était le plus souvent accomplie le même jour, et le lendemain on commençait à alimenter les malades, qui en quatre ou cinq jours passaient de la soupe aux trois quarts.

« Depuis le mois de novembre 1853, j'ai traité à peu près 150 de ces cholérines, et sauf deux exceptions, toujours avec un succès si décisif, que les confrères qui ont été à même de suivre les résultats de cette pratique, la considèrent comme infaillible. Les malades, dans les salles, le savent si bien, que plus d'une fois de pauvres phthisiques m'ont prié de leur prescrire la limonade, espérant se débarrasser ainsi de la diarrhée colliquative à laquelle ils étaient en proie. Je dois dire cependant que chez trois ou quatre sujets qui étaient à l'hôpital depuis longtemps pour d'autres motifs, et qui, ayant été pris de diarrhée séreuse abondante, avec faiblesse marquée du pouls et refroidissement marqué de la peau, j'ai dû prescrire pendant quatre à six jours et même davantage, de la limonade, et même recourir à l'administration de 3 grammes d'acide dans une potion de 150 grammes, par cuillerée à bouche d'heure en heure pour obtenir la guérison.

« C'est surtout dans les corps de troupe qu'on trouverait de fréquentes et utiles occasions d'employer cette médication, qui exige bien peu de frais et d'embarras, et préviendrait ainsi beaucoup de cas de choléra grave.

« Traitement du Choléra grave ou confirmé.

« Le Choléra grave ou confirmé n'étant évidemment que l'expression de l'action plus intense et plus profonde de la cause toxique sur une économie prédisposée à céder à cette influence, il est logique de supposer que les agents thérapeutiques qui se montrent utiles ou nuisibles dans la cholérine, doivent exercer une influence identique sur l'affection qui n'en diffère que par le degré.

« D'ailleurs dans le Choléra grave, la maladie du sang rendue évidente tant par la coagulation du liquide vital que par la cyanose et le refroidissement de la peau, la tendance à la septicité révélée par la fréquence des gangrènes, sur les points de la peau mis à nu par les vésicatoires, l'influence nuisible des alcalins, des sels neutres et des opiacés, devaient m'amener à penser que je trouverais dans les acides minéraux le moyen le plus efficace de ranimer la vie du sang et d'obtenir les abondantes éruptions cutanées qui sont le signe le plus sûr de la terminaison favorable du Choléra.

« L'état d'épuisement dans lequel on nous apporte ordinairement les cholériques, la presque insensibilité ou l'absence totale du pouls, m'ont très-rarement permis de débuter chez eux par l'emploi de l'ipécacuanha. Les instructions données au chirurgien de garde lui prescrivaient de s'abstenir de ce moyen toutes les fois qu'il y aurait chute du pouls ou refroidissement déjà très-avancé de la peau, Cette règle ne devait subir d'exception que du moment où il était probable ou prouvé qu'une indigestion avait précédé ou produit le Choléra ; car, laisser dans les voies digestives, en ces cas, des matières non assimilées, c'eût été dévouer le malade à une perte certaine. On commençait donc par mettre l'entrant à l'usage de la limonade sulfurique avec recommandation d'en boire abondamment et de ne pas s'effrayer de la fréquence des vomissements ; l'ingestion de la limonade et de la potion avec l'acide sulfurique, a pour résultat constant de multiplier les vomissements et de les rappeler quand ils ont cessé. J'ai vu souvent des malades atteints de Choléra très-grave, chez lesquels on ne pouvait obtenir de vomissement par l'ipécacuanha, commencer à vomir après la deuxième cuillerée de potion avec l'acide sulfurique ; et, selon la gravité du cas, on prescrivait plus de 3 grammes d'acide sulfurique dans un véhicule de 150 à 200 grammes, à prendre par dose d'une à deux cuillerées à bouche toutes les heures ou toutes les demi-heures ; outre les trois quarts de vin, il reçoit des vins composés, et quand la gêne de la respiration était très-prononcée, on couvrait la partie antérieure de la poitrine d'un large vésicatoire.

« On lui donnait de temps à autre un bain d'air chaud, ce qui n'entraînait pour le malade ni déplacement ni fatigue.

« Sous l'influence de cette médication le pouls reparaissait, dans beaucoup de cas, au bout de très-peu de temps; mais il restait assez faible en raison de la persistance des vomissements, tandis que les selles diminuaient insensiblement. Pendant deux et quelquefois trois ou quatre jours, la réaction procédait avec une extrême lenteur pour passer subitement, au bout de ce temps, à une magnique convalescence. Les mêmes hommes qu'on avait vus pendant 48 et quelquefois 72 heures en proie à des vomissements continuels, avec une peau à peine échauffée et un pouls assez faible, commençaient dès le quatrième jour à manger; le huitième ou le neuvième jours ils avaient les trois quarts, et du douzième au quatorzième jour ils étaient en état de retourner au corps. Dans quelques cas la réaction se faisait brusquement, et cependant sans aucun accident.

« Quand au contraire la maladie s'aggravait, les phénomènes de réaction, au lieu de progresser graduellement, semblaient subir un arrêt soudain. La peau restait à la température acquise ; mais sur tous les points où elle était en contact avec l'air elle montrait une extrême facilité à céder son calorique. Le pouls devenait grand, mou et lent; la cyanose qui allait se dissipant, laissait sur la peau des membres des taches livides, épaisses et assez larges.

« Le malade devenait apathique et somnolent, et le coma augmentait simultanément avec l'injection de la conjonctive et la saillie du globe oculaire, jusqu'au moment de la mort, qui arrivait au bout de deux ou trois jours.

« Le terme de réaction comateuse ou typhoïde généralement appliqué à cet ensemble de phénomènes, m'avait entraîné involontairement à considérer cet état comme une phase nouvelle et différente de la maladie épidémique; cependant une observation sérieuse de ces faits fit naître en moi la pensée que ces phénomènes devaient plutôt être l'expression de la victoire du principe toxique sur l'économie à bout de lutte, et ce qui me confirmait dans cette opinion, c'est que la guérison ne survenait jamais dans ces cas sans l'apparition d'une éruption abondante.

« Au lieu de supprimer les acides et de les remplacer, comme je le faisais jusqu'alors, par des boissons chaudes, tout en continuant les fomentations résolutives sur la tête que j'ai toujours trouvées d'un utile secours, je me décidai dans deux cas désespérés à donner l'acide sulfurique à des doses beaucoup plus élevées, de manière à faire ingérer de 15 à 25 grammes d'acide concentré dans les 24 heures, c'est-à-dire par potions entières ou demi-potions avec 3 ou 4 grammes. Un succès si prompt, qu'il me surprit moi-même, couronna cette tentative que je renouvelai depuis dans tous les cas analogues.

« Je dois dire que cette médication doit être surveillée avec attention ; qu'il est indispensable que le malade avale rapidement le contenu du verre, et qu'on tienne de l'eau prête pour lui faire laver la bouche. Du moment où, comme une ou deux fois je l'ai vu, le malade fait mine de garder le liquide dans la bouche, il faut cesser immédiatement.

« Depuis le mois de novembre 1853, jusqu'au commencement de juillet 1854 j'ai traité 231 cas de Choléra confirmé, sur lesquels j'en ai perdu 74.

« Ces 231 malades sont répartis de la manière suivante.

« Du 21 novembre au 31 décembre 81 cas : 20 décès ;
« Du 9 mars   au 31 mai   96 cas : 29 décès ;
« Du 8 juin   au 12 juillet 54 cas : 25 décès ;

« Dans cette dernière période, qui est remarquable par la fâcheuse proportion qu'ont prise les pertes, il est bon de faire remarquer que, nombre de cas étaient foudroyants ; que trente ont été fournis par le 13e régiment d'infanterie légère, et par des hommes rappelés de la réserve, et que ces cas ont été observés sur d'anciens malades séjournant depuis longtemps à l'hôpital.

« Ce n'est point à titre de statistique que je fournis ces chiffres ; car dans aucune maladie, et bien moins encore dans le choléra, je ne crois la statistique sûre et probable ; mais comme j'ai apporté le plus grand scrupule à n'admettre dans mes salles spéciales que des choléras bien confirmés, je crois le renseignement utile.

« D'un autre côté, si j'ai la plus grande confiance dans l'efficacité du traitement que j'ai indiqué pour les Cholérines, je me garderai bien de présenter les acides minéraux comme le spécifique du Choléra grave ; d'abord, parce que je ne crois pas à la possibilité de trouver un spécifique pour les cas de maladie où une atteinte irréparable est déjà portée à la vie, ainsi que je suppose que cela a lieu dans un grand nombre de cas de Choléra confirmé ; ensuite, parce que la part d'influence de l'agent médicinal devient bien difficile à constater en raison de la succession rapide des évacuations, qui jette nécessairement le plus haut degré d'incertitude relativement à la quantité du médicament qui reste dans l'économie après l'ingestion.

« Mais ce que je n'hésite pas à affirmer, c'est que les guérisons ont toujours été rapides et franches ; qu'au bout de très-peu de jours les malades ne portaient plus aucune trace de l'affection, et que certainement les hautes doses d'acide sulfurique ne produisaient aucun effet fâcheux sur les voies digestives ; car chez tous, l'appétit était très-vif et la digestion normale. Quoique je fisse encore usage de vésicatoires , je n'ai plus eu l'occasion d'observer les gangrènes qui étaient si fréquentes lors de la présente épidémie.

« Si, et je le répète, je ne me crois point fondé à voir dans l'emploi des acides minéraux le *spécifique du choléra* , toujours est-il que les faits observés m'amènent à la conviction que cette méthode de traitement est celle qui offre le plus de chances favorables et qui assure les guérisons les plus rapides et les plus sûres. Comme *moyen préventif du choléra, je crois cette médication presque infaillible.* »

J'ai relaté ici les deux extraits des Annales cliniques de Montpellier et de la Gazette des hôpitaux de Paris , sur l'action thérapeutique de l'acide sulfurique dans le traitement du choléra-morbus asiatique, d'autant plus volontiers que, comme je l'ai dit plus haut , depuis 1846 je l'ai expérimenté moi-même dans le traitement du choléra-sporadique et dans la dyssenterie avec un plein succès. Moins heureux dans l'épidémie dernière, je ne puis néanmoins que m'applaudir de son emploi ; car si ce n'est pas toujours, du moins il m'a procuré souvent des résultats assez satisfaisants pour que je puisse le recommander d'une manière spéciale et toute particulière.

Mon bon ami, M. le docteur Guilland fils, médecin à Chambéry, n'a eu comme moi qu'à se louer de ce médicament dans l'épidémie du choléra de l'an dernier, qui régnait à Aix et à Chambéry. Or, ces témoignages de satisfaction donnés par les médecins de divers pays de l'Europe, prouvent évidemment l'efficacité et la bonté du médicament dans le choléra-morbus tant sporadique qu'épidémique, et lui servent de recommandation auprès de ceux qui ne l'ont pas encore expérimenté.

De tout temps j'ai eu une tendance , une attraction pour la médecine spécifique, et il me semble que l'art médical n'atteindra son degré de perfection que quand on trouvera contre chaque état morbide un remède particulier ; c'est bien pour cette raison que, pendant cette épidémie, j'ai fait plusieurs essais de divers agents thérapeutiques, au milieu d'un vrai déluge de spécifiques qui pleuvaient de toutes parts, tant des médecins journalistes que des écrivains profanes de la presse quotidienne politique. On était forcé de suivre de plus ou moins loin ce torrent général. En premier lieu, j'ai expérimenté le sulfate de strychnine d'après la méthode du docteur Abeille sans le moindre succès. J'ai eu recours à plusieurs élixirs préconisés dans cette circonstance, sans effets plus salutaires (4). Depuis bien longtemps j'expérimente les préparations homéopathiques aux doses Rasoriennes, mais cette fois-ci j'ai voulu faire de l'homéopathie toute pure ; la brochure du docteur Chargé de Marseille à la main, j'ai essayé l'esprit de camphre d'Hannemann, les globules de veratrum album, de phosphorum acidum, de cuprum metallicum, d'arsenicum, d'aconitum, etc., et je ne sais si c'est à mon peu d'habitude dans l'expérimentation de ce système ou à la gravité des cas que je dois attribuer l'insuccès de ces médications. Après plusieurs essais malheureux, je dirai même désastreux, tout confus et désappointé, je fus obligé de revenir à la méthode allopathique, route de laquelle je n'aurais dû jamais m'écarter, car elle m'a procuré des résultats bien plus heureux et tout autrement significatifs.

Tandis que je soumettais les uns au traitement par les spécifiques d'après la méthode homéopathique , je poursuivais chez les autres la méthode curative dont j'ai posé les bases au commencement du traitement curatif ; chez d'autres , je faisais de la médecine symptomatique. Aussi, pour compléter ce que j'ai à dire, il me reste encore à parler ici de cette dernière méthode.

Au lieu de m'occuper des complications diverses qui peuvent surgir dans le cours du choléra-morbus comme dans d'autres maladies, (ce qui serait ici de peu d'importance), il est nécessaire que je fasse mention des moyens spéciaux que je mettais en usage pour calmer l'intensité de certains symptômes prédominants dans le choléra, tout en faisant subir le traitement général dont je viens de parler. C'est ainsi qu'après le vomitif , quand l'état du malade permettait sa prise , je prescrivais souvent au commencement de l'épidémie deux grammes de calomelas dans un quart de verre d'eau sucrée, ou l'eau de Sedlitz ou la limonade de Rogé, pour évacuer le tube digestif et mettre fin souvent par ce moyen à la diarrhée ; dans ce même but et après l'emploi des vomitifs et purgatifs, je prescrivais le sous-nitrate de bismuth à la dose de deux à douze grammes par jour en plusieurs prises, dans une infusion de feuilles d'oranger ; je faisais administrer en même temps des quarts de lavement de solution de gomme avec 20 gouttes de laud. liq. de Sydenh.renouvelés toutes les trois heures par les quarts de lavements de décoction d'une cuillerée à deux de charbon de bois pulvérisé et

(1) Voici une de ces recettes infaillibles : prenez 1. un litre d'eau-de-vie blanche ordinaire ; 2. une poignée de grains de genièvre ; 3. une once de racine de gentiane ; 4. une once de racine d'aune (innula campana); 5. une once de racine d'angélique ; 6. une once de racine de roseau odorant (calamus aromaticus) ; le tout concassé et infusé (sans doute macéré) pendant quatre jours. On prend une cuillerée à café comme préservatif. Si l'on est atteint, on en prend une cuillerée à bouche ou un petit verre, une ou deux fois par jour, surtout le matin à jeun.

laudanisé ; par les quarts de lavements de décoction de camomille avec 60 centig. de camphre pulvérisé et délayé dans un jaune d'œuf en y ajoutant toujours de dix à vingt gouttes de laud. liq. de Syd.

Pour combattre l'isurie, je me suis souvent fort bien trouvé de l'emploi des médications suivantes : nitrate de potasse, centig. 30 ; camphre pulvérisé, cent. 10 ; sucre pulv., cent. 20. mêlez pour un seul paquet ; F. S. A. douze pareils, à prendre un toutes les deux heures dans un quart de verre de tisane de graines de lin édulcorée avec le sirop d'orgeat. On faisait en même temps des applications de cataplasmes de farine de lin arrosés avec du baume tranquille sur le ventre et sur les reins.

Dans les cas où les vomissements persistaient avec tenacité ou revenaient après un temps de suspension, après les applications de sinapismes à la région épigastrisque , je faisais mettre un assez large vésicatoire à l'endroit mentionné ; le malade prenait en même temps tous les quarts d'heure, sur un morceau de sucre, huit à dix gouttes de jus de citron avec quatre à six de liq. anod. d'Hoffmann, ou la potion suivante :

Eau de melisse	gram. 100.
— de fleurs d'oranger	gram. 10.
Sirop d'écorces d'oranges amères	gram. 32.
Jus de citron	gram. 2.
Liq. anod. d'Hoffmann	de 2 à 3 grammes.

Mêlez exactement F.-S.-A., potion à prendre une cuillerée à bouche toutes les demi-heure , toutes les heures et toutes les deux heures.

Dans le courant du mois d'octobre et au fort de l'épidémie à Rive-de-Gier, j'ai observé fréquemment certains redoublements de la période algide pendant les deux à trois premiers jours de la maladie, quand on ne pouvait pas obtenir une réaction franche ; ces accès arrivaient de préférence sur les onze heures à midi, et vers le minuit à trois heures du matin. Les maladies ordinaires qui suivirent le Choléra, revêtirent presque toutes un type intermittent. Je combattais cet élément morbide par le sulfate de quinine , ainsi administré.

Eau de tilleul	gram. 180.
— dist. de menthe	gram. 30.
Sulfate de quinine dissous	gram. 2.
Sirop de gomme	gram. 45.
Laud. liq. de Syd.	gouttes 60.

M. F.-S.-A. potion, à prendre une cuillerée à bouche toutes les deux heures, dans l'intervalle d'accès, ou s'il existait une contre indidication de l'emploi de ce médicament par le haut, on faisait prendre des quarts de lavements de décoction de camomille en y ajoutant un gramme de sulfate de quinine dissous et 20 gouttes de laudanum liq. de Syden. une heure avant l'accès.

Les crampes aux extrémités tant supérieures qu'inférieures, furent avantageusement traitées par les applications de sinapismes, de plaques en cuivre, par les frictions avec liniment térébenthacé. Je n'attachai pas d'ailleurs une bien grande importance à ce symptôme, qui souvent se calmait sans qu'on employât le moindre médicament contre lui, sitôt que les autres symptômes graves diminuaient.

Il arrivait malheureusement encore assez souvent, que malgré tous les efforts imaginables la réaction salutaire ne s'opérait pas; un froid glacial persistait dans toute la périphérie du corps et principalement aux extrémités. Les vomissements et la diarrhée étaient tantôt très-fréquemment répétés, avec selles involontaires, tantôt spontanément supprimés en même temps que toutes les autres sécrétions, principalement celle de l'urine : l'état que les médecins allemands appellent urémie, accompagné d'agitation extrême suivie d'un coma profond, présentant un ensemble des symptômes caractéristiques du typhus cérébral.

Dans de pareilles circonstances, après l'emploi des moyens énumérés ci-dessus, j'avais recours à l'application de larges vésicatoires à la nuque, aux extrémités inférieures, de la glace à la tête et à l'intérieur ; aux infusions d'arnica avec 4 à 8 grammes d'acétate d'ammoniaque, trois à quatre fois dans les 24 heures ; à la limonade chlorhydrique, une demi-tasse à café toutes les 2 heures. Parfois, au bout d'un jour ou d'un jour et demi, une lueur d'espérance revenait ; mais le plus souvent, malgré tous ces moyens, le pouls devenait de plus en plus faible, de 130 à 150 pulsations par minute, petit, concentré, intermittent, filiforme, disparaissant entièrement sous la pression des doigts : et le pauvre souffrant s'éteignait enfin.

Les complications diverses, que l'on pouvait observer pendant l'épidémie du Choléra, furent combattues par les moyens appropriés, connus de tous les praticiens, c'est pour cette raison que je ne m'y arrête pas ici davantage.

Pour compléter tout ce que j'ai à dire sur l'épidémie actuelle, il me reste encore à ajouter quelques mots sur la contagibilité du mal indien.

Déjà en 1831, on a vu en Pologne que le choléra se déclara après que l'armée nationale polonaise, ayant gagné la mémorable bataille d'Ygani le 10 avril, avait pris l'emplacement qu'occupait l'armée russe, et que delà la maladie fut apportée par les soldats polonais et russes à Varsovie, d'où elle se répandit ensuite dans tout le royaume.

Dans les Annales cliniques de Montpellier, n° X., pages 155, 156, 157 et 158 de 1854, on trouve des cas nombreux et très-probants de la transmission du virus cholérique soit par l'intermédiaire de l'air atmosphérique, soit par les matières rejetées par en haut et par en bas, par les malades atteints de ce fléau, et observées tant en Amérique qu'en Europe par les docteurs Pellarin, Duchassing, Joseph Meyer et autres.

Durant l'épidémie de 1835, j'ai remarqué que quand dans un corps de logis il y avait eu un cas de choléra, celui-ci fut suivi de bien d'autres, dans la même famille, dans la même maison, dans la même rue et dans le même quartier. Cette observation a été pleinement confirmée dans l'épidémie actuelle, à la Bachasse, à Assailly, à Lorette, au Sardon et surtout à Rive-de-Gier. Néanmoins, il est bien certain que le choléra ne se propage pas par le contact immédiat, mais il n'est pas moins sûr et positif qu'il se transmet par un air pestiféré qu'exhalent les matières vomies et rendues par les selles ainsi que par celui que les malades expirent. Voici les preuves de ce que j'avance. Le docteur Charin de Condrieu, dans sa lettre du 7 août 1854, écrit à un de nos collègues ce qui suit :

« Pour nous, nous avons incontestablement le Choléra asiatique, nous avons perdu 12 individus au quartier de la Maladière et 6 dans celui de Réfour. Ces deux quartiers réunis peuvent avoir une population d'environ 600 âmes. Ces dix-huit morts ont eu lieu dans l'espace d'un mois. Les cas les plus prompts ont été de huit heures.

« Tous ceux que j'ai vus avaient cyanose, froid, vomissements, diarrhée blanchâtre et crampes, ainsi qu'altération de la voix. J'en ai fort peu guéri qui eussent les symptômes à un degré un peu intense.

« La maladie paraît être arrivée par les rapports avec les bateaux à vapeur que des individus de ces deux quartiers avaient habituellement. Leurs fonctions étaient d'aller sur les bateaux, au moment de leur passage, pour y prendre les paquets de linge sale des mariniers. Deux de ces individus qui faisaient ce métier, ainsi qu'une de leur sœur, ont succombé en moins de huit jours. Un autre n'a pas été atteint, mais bien sa femme qui a été la première victime. La maladie a frappé rapidement à droite et à gauche dans ces deux foyers d'infection. Pour moi cette maladie est plus contagieuse que la fièvre typhoïde. »

En voici un autre exemple pris dans ma propre pratique et choisi parmi plusieurs autres encore assez nombreux. Le 15 août, la femme Rose, âgée de 32 ans, habitant Sardon, fut atteinte du Choléra ainsi que son enfant de 15 mois ; la petite fille n'a été malade que depuis le soir jusqu'au matin du 16 et mourut sans secours, tandis que sa mère n'a succombé que le soir du même jour. Le 19 août, sa belle-sœur, la femme Noël, du même âge, qui lui avait prodigué ses soins, alla laver les draps de lit et le linge empreint des matières

que la malade avait rendues par en haut et par en bas. Le 20 au
soir, elle fut prise elle-même du mal indien ; soignée à temps et très-
assidûment, elle a guéri. Le sieur Rose, ouvrier aux mines, qui a
soigné sa femme et sa belle-sœur, fut atteint dans la nuit du 21,
tout d'un coup, sans symptôme préliminaire ; il commença
par éprouver un malaise général, un étourdissement, des vomissements, une diarrhée caractéristique très-abondante, avec froid
glacial et des crampes violentes aux membres. Il but un demi litre
de rhum, se fit frictionner avec de l'alcool camphré en se chauffant
près d'un bon feu, et était déjà bien mieux avant mon arrivée
auprès de lui ; il a parfaitement guéri.

Si les épidémies précédentes ont fourni quelques preuves de la
transmission par l'air ou l'infection du Choléra, cette dernière qui a
fait un si grand nombre de victimes dans le corps médical, tant chez
nous que dans diverses autres localités et principalement à Gray,
doit désiller les yeux à ceux qui croient encore à son innocuité.

Je pensais, pour terminer ce mémoire, citer ici quelques-uns des
cas de Choléra-morbus asiatique les plus saillants ; mais qui ne les a
vus aujourd'hui ? Sans parler des médecins, tout le monde en Europe
en est plus que rassasié ; par conséquent, les quelques observations
que j'aurais à relater ne peuvent rien apprendre de nouveau à personne, tandis que leur omission épargnera au lecteur le temps et
la peine qu'il y consacrerait, et à moi le temps et la peine de les
rapporter ici.

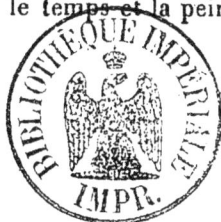

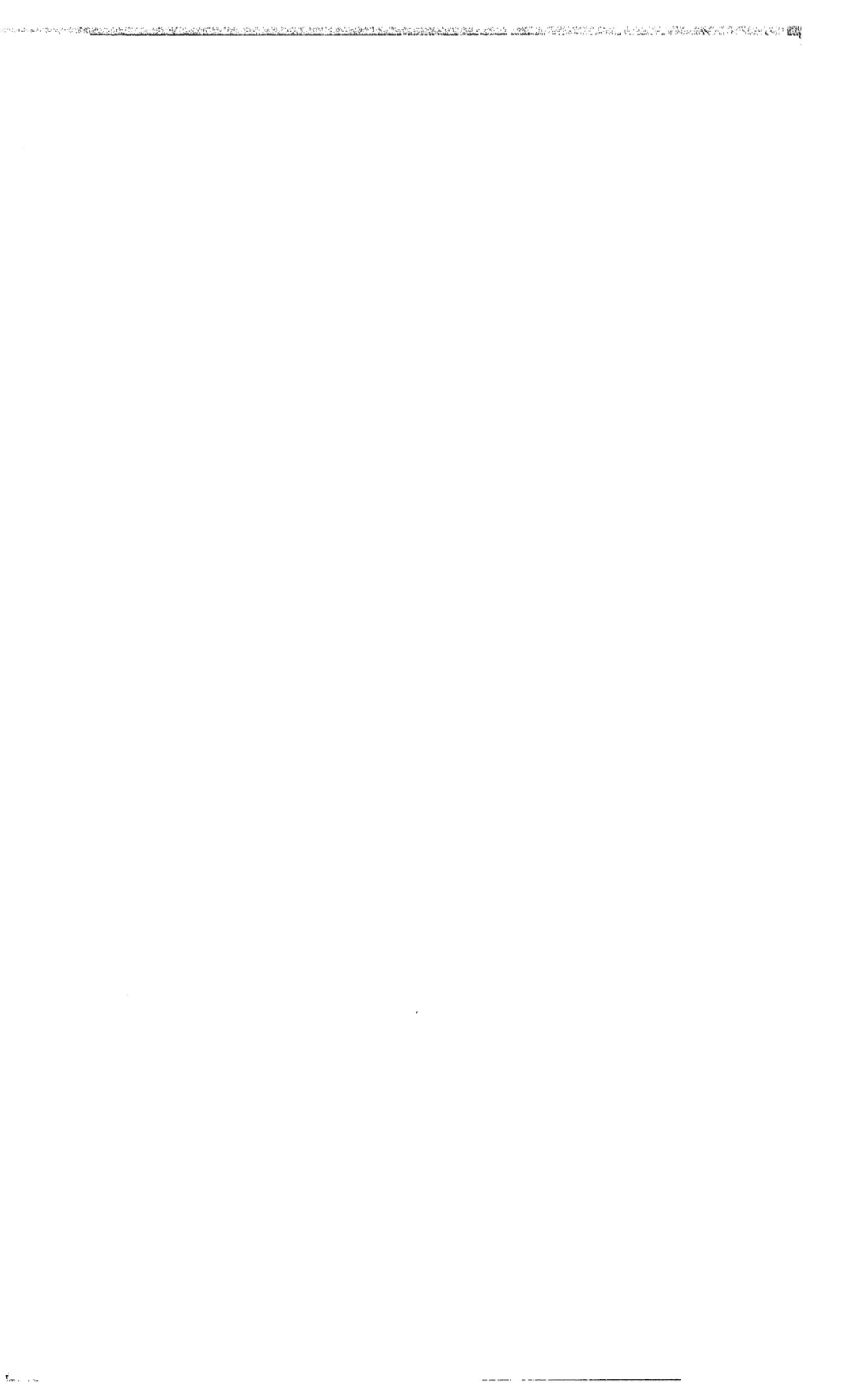

www.ingramcontent.com/pod-product-compliance
Lightning Source LLC
Chambersburg PA
CBHW070742210326
41520CB00016B/4558